LE CONSEILLER DES FAMILLES

ÉTUDES

PHYSIOLOGIQUES ET PATHOLOGIQUES

DE

LA DENTITION

A TOUS LES AGES

PAR

FIEUX

CHIRURGIEN DENTISTE

DE

.FEU S. A. I. ET R. MADAME LA GRANDE-DUCHESSE

STÉPHANIE DE BADE

ET DE S. A. R. MADAME LA PRINCESSE

DE SUÈDE ET DE NORVÉGE.

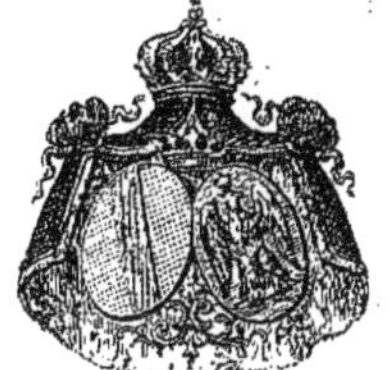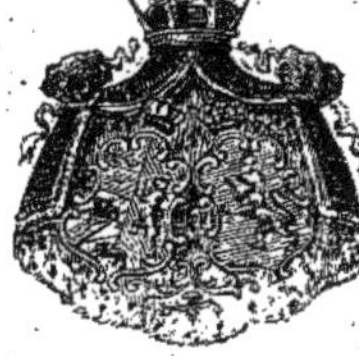

A NICE

—

1863

ÉTUDES

PHYSIOLOGIQUES ET PATHOLOGIQUES

DE LA DENTITION

A TOUS LES AGES

PARIS. — TYPOGRAPHIE DE HENRI PLON,

IMPRIMEUR DE L'EMPEREUR,

8, RUE GARANCIÈRE.

LE CONSEILLER DES FAMILLES

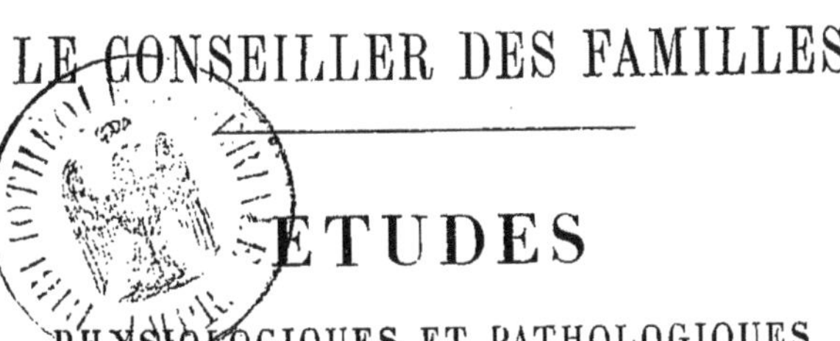

ÉTUDES

PHYSIOLOGIQUES ET PATHOLOGIQUES

DE

LA DENTITION

A TOUS LES AGES

PAR

FIEUX

CHIRURGIEN DENTISTE

DE

FEU S. A. I. ET R. MADAME LA GRANDE-DUCHESSE
STÉPHANIE DE BADE
ET DE S. A. R. MADAME LA PRINCESSE
DE SUÈDE ET DE NORVÉGE.

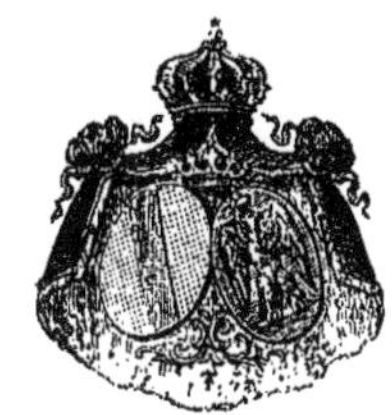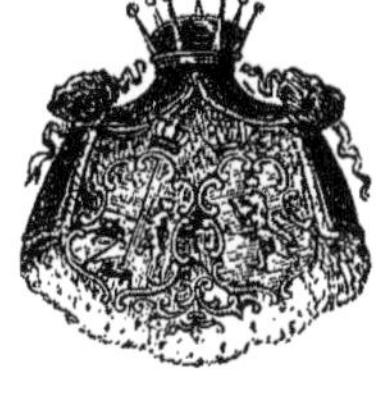

A NICE

—

1863

PRÉFACE.

Le traitement des maladies de la bouche est peut-être, en médecine et en chirurgie, une des branches qui exigent les connaissances les plus approfondies et obligent aux investigations les plus minutieuses. Aussi, n'est-ce qu'au prix d'un travail sérieux, d'une patience éprouvée et d'une pratique soutenue, qu'on peut acquérir l'aptitude voulue et réunir les capacités indispensables à l'exercice de l'art du dentiste.

Le chirurgien-dentiste, en effet, ne doit pas seulement se borner à la cure des désordres qui affectent la bouche, et se contenter de posséder quelques-unes des formules pathologiques usitées dans les opérations pour lesquelles on réclame son office; les progrès incessants de la science l'obligent rigoureusement aussi à entendre d'une manière parfaite la confection des pièces artificielles, et à être familiarisé avec les effets inévitables que l'application de ces pièces produit, tant sur l'économie des tissus délicats avec lesquels elles entrent en contact, que sur la déglutition des aliments et l'important appareil de l'organe phonateur.

En outre, chaque sujet ayant une conformation physique qui lui est propre et un tempérament particulier, il est encore nécessaire que le dentiste soit assez versé en chimie, en thérapeutique et en matière médicale, pour distinguer, sans hésiter, quelles substances conviennent en cas d'opération immédiate, et quelle médication il doit préférer dans la marche d'un traitement qu'il dirige et dont il assume la responsabilité.

De là, pour le dentiste, la nécessité d'être à la fois homme d'étude, praticien et ouvrier.

De nos jours, un grand nombre de visages défigurés attestent suffisamment que beaucoup de personnes ont appris à leurs dépens que la confiance accordée à des opérateurs malhabiles n'enfante que des désastres; il est donc urgent de rappeler ici que l'art du dentiste occupe une large place en médecine, et qu'il sera sage, prudent et économique de ne recourir qu'aux dentistes dont le talent et l'habileté, appuyés sur des témoignages impartiaux, sont devenus indiscutables; car d'une opération mal faite, ou d'une pièce artificielle gauchement adaptée, il peut surgir des complications dont les conséquences soient irrémédiables.

Le présent opuscule a pour objet l'exposition des soins que demande la première dentition. L'auteur aura atteint le but qu'il s'est proposé, si les personnes qui liront cet ouvrage lui font l'honneur de suivre, pour elles et leurs enfants, les conseils qu'il émet, avec l'intention d'éviter la prolongation de maux occasionnés par la négligence ou l'emploi dangereux des spécifiques qui, débités sous le nom de *poudres*, *élixirs*, *opiats*, etc., etc., sont la source fréquente de douleurs excessives, et presque toujours l'origine d'affections inguérissables.

ART DU DENTISTE.

CHAPITRE PREMIER.

PREMIERS SOINS A PRENDRE DES DENTS.

A tout âge on doit soigner les dents ; leur entretien assidu est le meilleur préservatif contre les affections qui les menacent. Les maux de dents proviennent presque toujours de la négligence qu'on apporte à surveiller la première dentition. L'ignorance ou la crainte de voir souffrir leurs enfants arrétent beaucoup de parents devant la nécessité de les faire examiner à temps par un bon dentiste. La croissance vicieuse des dents à l'époque de l'enfance devient ainsi la principale cause des maux qu'on aura plus tard à endurer.

Chez les enfants de chaque sexe, il existe de notables dissemblances, quant à la précocité. Nous engageons les parents à ne pas appréhender de conduire leurs enfants chez le dentiste aussitôt qu'une première incisive centrale (1) menacera de tomber. Voici pourquoi : les dents qui remplacent les dents de lait sont plus

---

(1) Dent de devant.

larges que ces dernières; le développement de chaque
nouvelle venue demande qu'on fasse extraire la dent
de lait immédiatement à côté; sans quoi, celle qui
pousse, arrêtée dans son évolution, prendra une direc-
tion vicieuse, soit en dedans, soit en dehors. On
agira surtout ainsi pour les deux grandes incisives
centrales de la mâchoire supérieure et de la mâchoire
inférieure, en facilitant leur accroissement normal par
l'extraction des dents de lait avoisinantes.

M. Orange, médecin dentiste, fait au sujet de cette
seconde évolution la remarque suivante, que nous lui
empruntons à titre de renseignement utile :

« Lorsqu'un enfant souffre de la sortie des dents
» définitives, son visage est bouffi, son caractère
» s'aigrit, ses forces diminuent, tout son être semble
» s'abattre; les membres fléchissent; les chairs sont
» molles; on dirait que la peau est le siége d'une sorte
» d'œdème général. Une inflammation surgit aux points
» de la gencive voisine de la dent en travail de chasser
» l'autre; l'haleine est fortement odorante, fétide
» parfois; les glandes sous-maxillaires se tuméfient et
» s'engorgent; les yeux et les oreilles sont exposés à
» diverses éruptions; les amygdales se gonflent et
» deviennent aphtheuses, ulcérées; des furfures envahis-
» sent successivement diverses parties du visage; le
» cuir chevelu se parsème de petites plaques humides,
» comme dartreuses; souvent on voit les organes de la
» respiration et de la circulation prendre une activité

» exceptionnelle; la poitrine se dilate d'une manière
» bruyante, saccadée, anxieuse, rapide; il y a quintes
» de toux, stertor, besoin et difficulté d'aspirer; le
» pouls est vif, inégal, concentré; plus rarement plein
» et concentré; l'innervation elle-même paraît sur-
» excitée; l'enfant est inquiet, impressionnable; des
» douleurs fugaces, qui viennent et s'en vont sans
» raison, lui arrachent des plaintes sourdes ou des cris
» aigus.

» Sous ces influences, la nutrition perd de son éner-
» gie, faute d'assimilation suffisante; les tissus se flé-
» trissent; l'amaigrissement se déclare et progresse à
» vue d'œil; la croissance est ralentie, arrêtée même.

» On ne saurait apporter une trop grande attention
» à entretenir et à modérer le jeu normal de ces fonc-
» tions importantes de la vie, à une époque si décisive
» de l'évolution de l'enfance. Que de fois des anomalies
» physiologiques fâcheuses n'ont-elles pas été la suite
» de négligences coupables, dans les pays chauds
» surtout, où les conditions climatériques spéciales
» contribuent nécessairement à exalter le trouble que
» nous venons d'énumérer! Malheur alors aux parents
» insouciants qui s'en remettent exclusivement à la
» nature du soin de résoudre seule ces difficultés! Le
» plus souvent, des affections lymphatiques, avec les-
» quelles les enfants auront à compter plus tard, datent
» de cette époque. »

Les rapports qu'ont les dents de lait avec celles de

2.

la deuxième dentition, encore contenues dans leurs follicules, indiquent au praticien la sollicitude avec laquelle il doit veiller à ce que tous les phénomènes de la première dentition, depuis le commencement de son évolution jusqu'au remplacement complet des dents caduques par les dents permanentes, s'accomplissent avec une parfaite régularité. On devra donc se conformer exactement aux prescriptions du dentiste, si l'on tient à un résultat complet, c'est-à-dire à obtenir une arcade dentaire bien régulière.

Pour arriver à cette heureuse solution, il n'est pas seulement nécessaire d'enlever les dents de lait qui chancellent; il faut encore avoir soin de faire plomber toutes celles qui, étant cariées, occasionneraient des douleurs, afin de les conserver jusqu'au moment opportun de les extraire; car l'extraction d'une molaire, pratiquée avant que toutes les incisives soient complétement changées, peut amener les plus grandes complications dans l'évolution de la seconde dentition.

CHAPITRE DEUXIÈME.

REDRESSEMENT DES DENTS.

Les dents, considérées au point de vue de la mastication, sont sujettes à des maladies nombreuses et peuvent devenir la source d'affections profondes.

La carie des racines, produisant avec les fistules gingivales l'hydropisie des sinus maxillaires, est une preuve suffisante qu'il est urgent de veiller à ce que ces parties délicates restent en état permanent de santé.

On a fait observer, depuis Hippocrate, que les dents mal dirigées irritent la langue et y font naître des ulcérations. Ces ulcères ont une propension à devenir rapidement cancéreux; il est donc nécessaire de prévenir de telles complications par le redressement des dents vicieuses chez les enfants. Ce redressement arrêtera le mal à son principe, sera utile à l'économie générale de la santé, et contribuera à l'innocente et très-légitime coquetterie de la bouche.

La déperdition de la salive et l'irrégularité de la mastication sont très-préjudiciables à la digestion. Certains docteurs y ont trouvé la cause évidente des maux d'estomac et autres accidents du tube digestif.

Chez certains jeunes sujets, la conformation étroite des os maxillaires paralyse radicalement le développement des vingt-huit dents (nombre ordinaire jusqu'à l'âge de quinze à vingt ans), et les empêche de grandir à leur place exacte. Cette conjoncture nécessite une opération devant laquelle beaucoup de parents reculent, et qui cependant est indispensable (1). Elle consiste dans l'extraction d'une petite molaire de chaque côté,

---

(1) Il est presque impossible d'avoir de bonnes dents si elles sont mal rangées.

afin de laisser l'espace aux nouvelles arrivées, et, s'il le faut absolument, faciliter leur redressement à l'aide d'un appareil bien confectionné. Beaucoup de praticiens emploient pour ce redressement des ligatures métalliques, en poil de coq et en soie, dont le moindre inconvénient est une gêne insupportable, accompagnée toujours d'inflammation des gencives et de maux de tête très-violents.

Nous préférons en ce cas les appareils fabriqués en hippopotame ou en caoutchouc. Outre que le sujet ne ressent de leur emploi aucun malaise, ils ont l'énorme avantage de ne jamais altérer l'émail des dents sur lesquelles ils agissent.

***

CHAPITRE TROISIÈME.

DU TARTRE DES DENTS.

Dans le premier chapitre on a vu que le nettoiement des dents est le meilleur préservatif contre toutes les affections qui les menacent; si l'on néglige ce soin de chaque jour, une couche de tartre ne tarde pas à paraître et occasionne, nous l'avons constaté presque toujours, la perte des dents.

D'après Maury, « le tartre a une grande analogie » avec les concrétions salivaires; sa couleur varie » autant que sa densité, qui présente tantôt une pulpe

» granuleuse, tantôt une concrétion calcaire fort con-
» sistante, qui prend à son tour le nom d'enduit ou de
» limon, selon son plus ou moins d'épaisseur. Le
» tartre est jaune, gris, verdâtre, blanc, rouge ou
» tout à fait noir chez les personnes qui fument. Ces
» variétés de couleur dépendent de la partie de la dent
» que le tartre a envahie ou de la place qu'il occupe sur
» les gencives, comme aussi de l'état de santé et de la
» profession qu'exerce le sujet.

» Tout le monde ne sait pas avec quelle rapidité le
» tartre s'amasse sur les dents. Cette substance appa-
» raît d'abord sous la forme d'un léger limon qui s'en-
» roule autour de la couronne de la dent et s'y fixe
» particulièrement pendant le sommeil. Le tartre ainsi
» déposé est mou et visqueux, et se développe par
» couches successives qui se durcissent et adhèrent à
» la dent comme une espèce de ciment. Après avoir
» enveloppé la base de la dent, il gagne les intervalles,
» s'y accumule et les remplit; il pénètre enfin dans la
» cavité alvéolaire, et arrive à la racine, qu'il détruit.

» Quand on ne mange que d'un côté de la bouche et
» qu'on néglige de se nettoyer les dents à la brosse, le
» tartre s'empare du côté resté inactif au point de le
» recouvrir bientôt en entier. Cet état de choses déter-
» mine les plus fâcheux inconvénients; le moindre
» effort suffit alors pour faire tomber les dents.

» Chez quelques personnes qui composent leur nour-
» riture d'aliments faciles à triturer, on a vu le tartre

» recouvrir l'arcade dentaire comme un ciment continu
» très-dur. Cette particularité démontre complétement
» la tendance qu'a cette matière à se déposer sur les
» dents non activement utilisées, et dont le collet
» n'éprouve que le frottement insignifiant de la masti-
» cation.

» L'usage continu de la brosse peut seul conjurer
» les effets désastreux de cette accumulation.

» Après la carie, le tartre est une des causes qui
» contribuent le plus à la chute des dents. Cette con-
» crétion, en se développant et en se durcissant, irrite
» parfois les joues, les lèvres, et même la langue; elle
» comprime les gencives, les échauffe, les ronge,
» les rend blanchâtres ou saignantes, et peut pro-
» duire des fluxions, ou faire apparaître des engorge-
» ments à la suite desquels arrivent des écoulements
» purulents qui donnent à l'haleine une odeur repous-
» sante. M. Duval a vu de ces ulcères négligés passés à
» l'état de mortification gangréneuse qui, en se propa-
» geant sur les gencives, avaient nécrosé les maxillaires
» sous-jacents; le même praticien a vu également le
» tartre irriter les gencives au point d'y attirer la
» goutte, d'y provoquer une affection dartreuse ou
» rhumatismale, et devenir la cause de douleurs,
» d'ébranlement et de la perte des dents.

» Indépendamment des désordres que nous venons
» de signaler, et qui dépendent moins de la quantité de
» tartre que de la profondeur à laquelle une de ses

» couches a pénétré, cette concrétion peut encore
» revêtir un caractère particulier et irriter vivement les
» organes de la salivation. Le tartre sollicite les glandes
» salivaires, qui produisent une sécrétion anormale. La
» salive, portée en trop grande quantité dans l'estomac,
» donne des nausées, occasionne des malaises accusant
» les mêmes symptômes que les digestions mal faites.
» Les prodromes de cet état morbide ont beaucoup
» d'analogie avec ceux des maladies organiques, mais
» le mal se dissipe au moment où le corps étranger qui
» recouvre la dent est enlevé. »

Il est facile de pressentir, d'après les inconvénients résultant de la présence du tartre, combien il est urgent de chercher à prévenir ou à arrêter sa formation sur les dents.

Le tartre a non-seulement la propriété d'ébranler les dents et de les déchausser, mais encore son adhérence corrode l'émail et le ronge, au point qu'il n'est pas d'exemple qu'un dentiste ait enlevé des concrétions tartreuses sans trouver après l'opération plusieurs dents entamées par la carie ou complétement perdues par le contact de cet élément destructeur.

Nous ne saurions recommander assez énergiquement aux parents d'imposer à leurs enfants l'usage de la brosse, aussitôt que ces derniers commencent à changer leurs dents (1).

----

(1) On trouvera à la fin de cet ouvrage plusieurs recettes dentifrices dont on pourra faire usage avantageusement et sans nul danger.

CHAPITRE QUATRIÈME.

HYGIÈNE DE LA BOUCHE.

La brosse est l'objet le plus indispensable pour entretenir la propreté des dents; beaucoup de personnes qui ne connaissent pas les bons effets qu'elle produit la repoussent à cause des saignements des gencives et des douleurs que son usage irrégulier occasionne quelquefois.

Il serait déraisonnable de penser qu'une ou deux fois par mois la brosse puisse suffire. C'est une, deux et même trois fois *par jour,* que son emploi est réclamé. De cette manière, aucune couche de mucus buccal n'aura prise sur les dents; les gencives seront fermes, saines, d'une bonne apparence, et l'odeur que donnent toujours les dents cariées sera beaucoup amoindrie et disparaîtra même quelquefois entièrement.

Quand une trop longue négligence aura détérioré ou compromis la denture, il sera fort difficile et même impossible de la remettre soi-même en état. Les soins du dentiste seront alors indispensables; lui seul devra nettoyer la bouche et donner ses prescriptions, qu'il faudra suivre assidûment, en ayant soin de ne se servir que d'une brosse très-molle en blaireau jusqu'à ce que les gencives soient parfaitement tonifiées.

Alors seulement, on pourra en prendre une plus rude

dont on fera un usage régulier à l'aide d'un bon élixir et d'une poudre dentifrice (1). On arrivera de cette façon à employer les brosses les plus dures sans qu'il en résulte la moindre altération des gencives.

CHAPITRE CINQUIÈME.

OBTURATION OU PLOMBAGE DES DENTS (2).

De toutes les souffrances auxquelles est assujetti l'homme, celle dont nous nous occupons est, sans contredit, l'une des plus insupportables; cependant on l'endure presque toujours par sa propre faute. Au début de la carie, une dent fait rarement souffrir; l'envahissement silencieux du mal reste inaperçu et donne une sécurité trompeuse. Si l'on avait soin de se faire visiter la bouche, comme nous l'avons indiqué, on arrêterait le mal à son origine; on épargnerait les douleurs intolérables qui surviennent quand la pulpe de la dent est à découvert, et, par un plombage bien conditionné, on pourrait conserver indéfiniment l'organe affecté.

Le plombage des dents est regardé, en général,

---

(1) Voyez les recettes à la fin de l'ouvrage.

(2) Nous avons remplacé le mot *obturation* par *plombage;* les deux termes sont synonymes, mais plombage est plus usité.

comme une opération très-ordinaire, fort simple, et d'une extrême facilité. Cependant, aux yeux des praticiens les plus expérimentés, elle est considérée comme une des plus difficiles et des plus délicates. Le plombage occupe la première place dans les études du dentiste, et sa perfection est la plus sérieuse garantie de la conservation des dents.

Il y a une quarantaine d'années, on pratiquait l'obturation au moyen du plomb en feuille; c'est de là que l'opération a pris le nom de plombage; depuis lors, le perfectionnement a fait d'incessants progrès, et l'on a inventé une quantité de mastics propres à plomber les dents; néanmoins, de toutes les matières qui ont été employées jusqu'à ce jour, l'or et le platine sont incontestablement les seules avec lesquelles on obtienne d'excellents résultats; mais la manipulation de l'or et du platine et leur emploi rationnel offrent de telles difficultés que beaucoup de praticiens hésitent à s'en servir.

Une dent cariée que l'on néglige peut, par le contact, gâter ses deux voisines immédiates et communiquer la corruption aux dents de l'arcade correspondante; le mal gagne de proche en proche, et l'on court le risque de les perdre toutes.

Notre assertion n'est malheureusement pas une hyperbole; trop de personnes, à un âge peu avancé, ne pouvant plus se servir d'une seule dent, offrent une preuve suffisante que nous n'exagérons en rien.

Qu'on interroge ces personnes, elles raconteront leurs tortures et diront de quel prix elles rachèteraient la négligence qui les a mises en cet état.

Certaines personnes ont de mauvaises dents malgré les soins assidus qu'elles en prennent; cela tient à leur friabilité, comme nous l'expliquons dans notre sixième chapitre, et à la facilité avec laquelle la carie attaque l'émail; nous avons compté jusqu'à vingt-deux dents plombées dans la même bouche, sans qu'il y eût pour cela ni gêne ni odeur. Cela vient à l'appui de notre conseil, puisqu'avec un nombre de dents ainsi opérées, l'on triture sans éprouver aucune souffrance.

Il est des cas où une dent peut exiger plusieurs plombages successifs, surtout si l'on a trop tardé à faire sa visite au dentiste, parce que la carie se sera développée, et que les parois amincies, ne pouvant résister à la pression occasionnée par la mastication, se seront ébréchées et auront ainsi déconsolidé le plombage précédent.

Cependant on peut toujours éviter des douleurs et prévenir le mal en faisant plomber en temps opportun la moindre cavité des dents.

Cette opération n'a pas pour but exclusif de conserver la dent cariée; elle a également pour objet d'épargner des souffrances qui entraînent des complications névralgiques de la plus sérieuse gravité, et qui obligent souvent à recourir à l'extraction, opération toujours désagréable, quand elle n'est pas, comme chez beaucoup de personnes, excessivement douloureuse.

Un autre inconvénient se présente en ce dernier cas ; la cavité formée par l'extraction laisse un vide dans lequel les deux dents voisines tendent à s'incliner, au point de se toucher quelquefois par leur sommet. Cette particularité détermine une désarticulation latérale de toute l'arcade dentaire. Les dents, ne se soutenant plus les unes par les autres, supportent une fatigue isolée, et si, par une cause imprévue, il se déclare une inflammation de gencives, toutes les dents s'ébranlent, chancellent et tombent l'une après l'autre.

Le plombage ne consiste pas seulement à boucher hermétiquement une cavité afin d'empêcher le développement de la carie. On peut fort bien plomber une dent sans arrêter les douleurs qu'elle occasionne.

La base de cette opération est d'abord la préparation de la carie, préparation de laquelle dépend toujours la solidité du plombage. On la commence en faisant subir à la pulpe dentaire un traitement particulier, qui aura pour effet d'arrêter la souffrance, d'éviter les fistules, les inflammations et les fluxions qui surviennent inévitablement, si l'on omet de prendre ces précautions avant de procéder à l'obturation.

CHAPITRE SIXIÈME.

GUÉRISON RADICALE DES DENTS.

L'art du dentiste a fait de considérables progrès quant au remplacement des dents ; les découvertes qui assurent leur conservation ont été également remarquables. Il serait oiseux de rappeler ici les extractions inutiles, les tentatives inefficaces, les atroces souffrances occasionnées par le fer chaud, les lotions, les caustiques ; — les pansements sans résultat, le temps perdu, les visites au dentiste payées fort cher et souvent inutiles.

AUJOURD'HUI LA GUÉRISON RADICALE DES DENTS N'EST PLUS DOUTEUSE.

Nous promettons de mettre une dent malade en état de recevoir le plombage, au bout de vingt-quatre heures.

Quelle que soit la sensibilité de la partie atteinte, notre traitement n'exigera qu'un seul pansement, — ou deux dans des cas exceptionnels.

Nous recevons fréquemment la visite de personnes qui, désespérées par la douleur, viennent nous prier avec instance d'extraire la dent qui en est la cause, et, cédant à nos conseils, elles sont tout étonnées de pouvoir, après quarante-huit heures, parfaitement triturer avec cette même dent qui n'a plus aucune espèce de sensibilité.

Il est pourtant des cas où nous ne pouvons faire immédiatement ce pansement.

1° L'état de grossesse, pendant lequel nous ne devons employer que des adoucissants appelés à produire le calme, sans jamais chercher à cautériser la dent pour la plomber ensuite ;

2° Le cas où l'on ne viendrait nous trouver qu'après avoir employé déjà soi-même des caustiques ou d'autres remèdes qui, mis en œuvre sans expérience, auraient augmenté le mal et mis la bouche en un tel état d'inflammation, que l'extraction pratiquée en ce moment doublerait des souffrances déjà intolérables. Il faudrait alors suivre le traitement que nous prescririons pour diminuer et éteindre l'inflammation ; après cela nous entreprendrions sans danger la guérison de la dent compromise.

Chez beaucoup de personnes, les dents tombent sans causer de souffrance ; cela provient de la finesse et de la friabilité de l'émail, et aussi de ce que la dentine (os de la dent) est molle et spongieuse.

Dès qu'une de ces dents est attaquée par la carie, le mal fait des progrès rapides, et souvent, en moins d'une année, elle est entièrement perdue jusqu'à sa couronne. Il ne reste plus alors que les racines, qui, quelquefois, peuvent servir pour manger, mais le plus souvent boursouflent les gencives, les rendent sanguinolentes, ou font naître des excroissances de chair qui les recouvrent et donnent à la trituration de si grandes difficultés qu'on est obligé d'avaler les aliments sans pouvoir les mâcher.

De là des douleurs d'estomac provoquées par la mauvaise digestion, et une foule d'autres maladies sur lesquelles nous ne pouvons nous appesantir et dont il suffira de signaler le principe comme une véritable source de désordres pour l'organisme humain.

A part les nombreux inconvénients produits par la carie d'une dent, il en est d'autres qui sont des plus désagréables et qu'il suffira d'indiquer.

Dans la crainte de réveiller le mal, on ne peut appuyer sur cette dent; la cavité cariée s'emplit d'aliments triturés que la chaleur et le mélange des acides de la salivation décomposent : l'haleine prend alors une odeur fétide dont les exhalaisons sont repoussantes, et, quelque soin qu'on prenne de la bouche, il n'est plus possible de l'avoir saine.

Après avoir émis les observations applicables aux cas les plus fréquents, nous croyons inutile d'insister davantage sur cette matière. Pour éviter tous les désagréments que nous avons indiqués, il suffira de se conformer à nos prescriptions.

CHAPITRE SEPTIÈME.

ANCIENNE ET NOUVELLE MÉTHODE DE POSER LES DENTS ARTIFICIELLES , OU PROTHÈSE DENTAIRE.

Nous avons sommairement passé en revue les ressources que possède le dentiste pour remettre en état les dents malades, et nous avons signalé précédemment les complications produites par les extractions. Nous jetterons maintenant un coup d'œil sur les différents modes de remplacement des dents, en faisant connaître les substances qui sont employées. Cette branche de la profession se nomme *prothèse dentaire*.

Quoiqu'il soit inopportun de développer l'origine de la prothèse dentaire, nous devons cependant rappeler que dans l'antiquité on s'occupait sérieusement des soins de la bouche, et que déjà alors on essayait de réparer la perte des dents par des procédés artificiels.

Quels que soient les commencements de cet art, il est incontestable qu'il est porté actuellement à un remarquable degré de perfection ; en France surtout, on a poussé si loin l'étude de la mécanique chirurgicale, et les investigations des praticiens ont été si nombreuses, que toutes les catégories sociales se ressentent aujourd'hui des bienfaits du progrès accompli.

Les pièces artificielles, lorsqu'elles sont bien confectionnées et convenablement appliquées, donnent à l'agrément de la bouche, à la netteté de la prononciation, à la facilité de la mastication, des avantages identiques à ceux des dents naturelles. Elles remédient complétement aux incommodités, qui résultent de l'écoulement de la salive, qui a toujours lieu lorsqu'il nous manque quelques-uns de ces organes.

Les pièces artificielles donnent aussi une grande solidité à l'arcade dentaire, et bien qu'elles ne puissent conserver indéfiniment des dents qui seraient longues et déchaussées, elles en retardent considérablement la chute.

Nous allons indiquer, en abrégé, les substances qui ont été employées au confectionnement des pièces jusqu'à ce jour.

Ces substances sont : les os et les dents de bœuf ; — celles du cheval, du mouton et du cerf ; — celles de la baleine et du morse ; — plus tard, l'ivoire, les dents d'hippopotame, les dents humaines et les dents incorruptibles en émail, montées sur des cuvettes en or ou en platine.

Les os de bœuf n'ont jamais donné de bons résultats, parce que leur nuance ne ressemble pas du tout à celle des dents humaines, et que leur contact avec les acides de la salivation et le mucus buccal les fait se décomposer trop promptement.

Les dents des divers autres animaux donnaient beaucoup de difficultés pour la confection des pièces, sans qu'on pût obtenir la forme ou la nuance que l'on désirait.

On a fabriqué avec l'ivoire beaucoup de pièces partielles et de dentiers complets ; mais, comme l'os de bœuf, il imite mal la nature et jaunit très-vite à cause de sa décomposition, lorsqu'il est dans la bouche.

L'hippopotame a rendu de grands services à la prothèse dentaire. Cette substance, moins poreuse que l'os et l'ivoire, est plus lente à se corrompre par le contact de la salivation, et sa nuance, approchant davantage de la nature, nous a permis de l'employer fréquemment (surtout pour les personnes âgées).

Nous l'avons aussi utilisé souvent comme base, avec l'aide de dents humaines ou minérales incrustées ; ces pièces étaient très-belles et défiaient l'œil le plus expert ; elles ne donnaient aucune gêne lorsqu'elles étaient bien confectionnées.

Les pièces en hippopotame, étant dépourvues d'émail, finissent toujours par se décomposer dans la bouche, et ne peuvent durer, en moyenne, plus de trois années (1).

Un grand nombre de praticiens ont confectionné et confectionnent encore des pièces métalliques à crochets.

Ces pièces ont le désagrément d'entretenir de l'irritation aux gencives, de les tuméfier et de les rendre

---

(1) Ces pièces n'ont pas été abandonnées ; elles nous sont encore fréquemment demandées par les personnes qui y sont accoutumées.

sanguinolentes ; elles usent l'émail des dents auxquelles elles adhèrent, les coupent comme une scie, et en peu de temps on perd non-seulement la pièce, qui, n'ayant pas de soutien, ne peut plus servir, mais encore les dents qu'on aurait pu conserver à l'aide d'un appareil sans crochets.

Nous croyons que les meilleures pièces métalliques sont celles en or, dites *américaines*. Ces pièces sont sans crochets et sans adhérence nuisible aux dents qui restent dans la bouche ; mais il faut qu'elles soient ajustées avec assez de précision pour s'adapter à la voûte palatine au moyen de la succion. Faites dans ces conditions, elles n'offrent aucune gêne pour la prononciation ; elles facilitent la mastication et sont d'une très-longue durée.

CHAPITRE HUITIÈME.

PIÈCES A BASE EN CAOUTCHOUC VULCANISÉ.

Parmi tous les procédés employés jusqu'à ce jour, et que nous venons de porter à la connaissance de nos lecteurs, nous avons omis de mentionner celui qui, sans contredit, a amené la plus grande révolution dans la prothèse dentaire, et qui, à coup sûr, est appelé à rendre les plus grands services à l'humanité. Nous voulons parler des pièces à base en *caoutchouc vulcanisé*.

Le caoutchouc a été soumis à beaucoup d'expériences avant d'être livré à la pratique des dentistes. Les premières pièces confectionnées par eux laissaient tellement à désirer, sous le rapport de la vulcanisation, que ce n'est qu'après de nouveaux essais et une foule de tâtonnements que les praticiens sont arrivés à donner à cette substance une vulcanisation qui l'a rendue tout à fait inaltérable.

Auparavant, quelque bien qu'on le préparât, le caoutchouc restait dans un état spongieux, donnait à la bouche une odeur désagréable, et l'on ne parvenait pas encore à lui approprier la teinte rosée des gencives.

Il nous semble utile d'ouvrir ici une parenthèse pour donner à nos lecteurs une idée de ce qu'est présentement le caoutchouc employé par les dentistes et dont beaucoup de praticiens de France et de l'étranger se disent inventeurs.

A ce propos, nous avons été témoins, — à Nice même, — de l'apparition de plusieurs de ces docteurs ès dents, qui, dans les journaux de la localité, revendiquaient, chacun pour soi, et d'un air très-convaincu, la priorité de l'idée qui a mis le caoutchouc au nombre des matières propres aux confections de la prothèse dentaire.

La prétention de ces messieurs était complétement erronée, attendu que cette invention est tombée depuis nombre d'années dans le domaine public.

Nous confessons humblement n'être pas l'auteur de

la découverte du caoutchouc vulcanisé, ni même d'avoir trouvé cette teinte rosée qui donne à nos pièces une apparence si charmante.

Nous utilisons le caoutchouc, en tirant le meilleur parti possible des ressources qu'il nous offre, et nous confectionnons nos pièces artificielles d'une manière tout à fait spéciale, — sans avoir la prétention de nous arroger un titre qui n'appartient qu'à M. Ash, *de Londres,* seul et véritable inventeur du *caoutchouc rosé.*

Nous adaptons sur ces bases en caoutchouc des dents en composition minérale, de fabrication anglaise et américaine, qui, par leurs dimensions, leurs formes et leurs nuances, nous offrent des ressources auxquelles nous ne pouvons prétendre même avec les dents humaines, à cause de la difficulté que présente la conservation de ces dernières.

Les différences nombreuses et tellement bien graduées des nuances que donnent les fabricants à ces dents minérales, nous permettent d'arriver avec la plus complète précision à l'imitation des dents avec lesquelles nos pièces doivent se trouver en contact.

En un mot, le caoutchouc, employé par des mains habiles, peut non-seulement donner les meilleurs résultats comme pièces artificielles dentaires, mais encore pour le confectionnement des obturateurs propres à remédier aux difformités de la voûte palatine, et aussi à la fabrication des pièces mécaniques appelées à remplacer, en partie ou en totalité, les maxillaires qui

auraient été mutilés par suite d'accidents ou de bles-
sures, et dont l'état persistant de tuméfaction aurait
nécessité l'ablation.

CONCLUSION.

Notre opuscule est terminé. Nous l'avons écrit de la
manière la plus simple et la plus claire; mais nous
déclinons d'avance toute prétention à un étalage de
science ou de littérature qui serait hors de mise dans
un pareil ouvrage.

Être utile à ceux qui souffrent a été le but qne nous
nous sommes proposé. Nous serions heureux si notre
intention était ainsi comprise.

Guidé par nos conseils, **on pourra aller droit à la
guérison**, ou du moins au soulagement des maladies
de la bouche; on évitera des cures inefficaces et des
traitements mal dirigés; on se préservera surtout de
l'emploi de remèdes inopportuns et de prescriptions
faites par des praticiens dont l'inexpérience et le
manque d'études offrent un danger continuel pour
ceux qui sont obligés de recourir à leur ministère.

ÉLIXIRS, POUDRES ET OPIATS.

Souvent les douleurs les plus vives cèdent à la simple application d'un morceau de coton imbibé d'une huile essentielle que l'on introduit dans la cavité de la dent quand il y a carie. Nous citerons l'opiat composé par le docteur Handel, de Metz, comme étant une des préparations odontalgiques les plus convenables pour calmer les douleurs de dents.

En voici la formule :

Opium thébaïque	un demi-gros.
Huile de jusquiame.	un gros.
Extrait de belladone. . . } — de camphre. . . . } de chacun,	six grains.
Huile de cajeput. . . . . } Teinture de cantharides. } de chacune,	une once six grains.

Faites, selon l'art, un opiat.

Gouttes calmantes.

Après avoir nettoyé le mieux possible, avec du coton sec, la partie cariée, on y introduit un autre morceau de coton imbibé d'une ou deux de ces gouttes, en ayant soin d'humecter seulement l'endroit malade.

Alcool à 40 degrés. . . . . trois onces.
Éther sulfurique. . . . . une once.
Laudanum liquide. . . . | de chacun, une once.
Baume du commandeur. |
Baume de la Mecque. . . |
Baume de Tolu . . . . . | de chacun, trois gros.
Essence de girofle. . . . |

Faites, selon l'art, le mélange, et conservez la liqueur dans des flacons hermétiquement bouchés.

Liqueur philodontique et antispasmodique.

Alcool à 38 degrés. . . . . 2 litres.
Huile essentielle de menthe anglaise 1 once (31 grammes).
Néroli . . . . 4 gros (16 grammes).
Essence de cannelle . . . . 2 gros (8 grammes).
Esprit d'ambre musqué et rosé. . . 1 gros 1/2 (6 grammes).
Éther sulfurique. . . . . 1/2 gros (8 grammes).

On filtre cette liqueur après l'avoir colorée, et, au moment de la mettre dans les flacons, on ajoute l'éther.

Élixir tonique.

Racine de ratanhia. . . . . 8 onces (250 grammes).
Eau vulnéraire spiritueuse. . . . . 4 litres.
Huile essentielle de menthe anglaise 2 gros (8 grammes).
—　　　　 d'écorces d'oranges 3 gros (12 grammes).

Concassez la racine de ratanhia, faites-la infuser pendant huit jours dans l'eau vulnéraire ; filtrez ensuite cette teinture, et ajoutez-y les essences que vous aurez préalablement dissoutes dans

Alcool. . . . .   4 onces (125 grammes).

Élixir de Paul Gresset.

Employé avec succès dans les affections scorbutiques et scrofuleuses, et convenant aussi dans les cas d'atonie de la muqueuse buccale résultant d'affections syphilitiques.

Alcool à 36 degrés.	1 litre.
Teinture de cochléaria.	200 grammes.
Teinture ou alcool de gaïac	150 grammes.
Extrait de benjoin.	50 grammes.
Laudanum de Rousseau.	2 grammes.
Huile essentielle de cannelle.. . .	10 grammes.
Esprit d'ambre musqué et rosé. . .	10 grammes.

Colorez l'alcool avec un peu d'orcanette d'Orient, et filtrez avant de faire le mélange.

La dose est d'une cuillerée à café dans un quart de verre d'eau pour gargarisme.

Opiat Maury.

Miel de première qualité . . . . 2 livres (1 kil.).
Alun calciné. . . . . 2 onces (62 gr.).
Extrait de quinquina. . . . . 1 once (31 gr.).
Huile essentielle de menthe poivrée. . . . . de chacune, 1/2 once (15 gr.).
Huile essentielle de cannelle.
Esprit d'ambre musqué et rosé . . . . . . 2 gros (8 gr.).

Faites réduire le miel d'un tiers; colorez-le avec un peu d'orcanette; mêlez-y l'extrait de quinquina, et passez à travers un linge fin. Quand il sera presque refroidi, incorporez-y l'alun, et n'ajoutez les essences que lorsque le mélange sera entièrement froid.

Cette préparation a les mêmes propriétés que la poudre détersive; on peut l'employer de la même manière.

Poudre détersive pour nettoyer parfaitement les dents sans en altérer l'émail, fortifier les gencives, qu'elle colore d'un beau rose, et donner à la bouche une fraîcheur agréable.

Magnésie anglaise . . .
Crème de tartre . . . . de chacune, 1 livre (1/2 kilog.).
Sulfate de quinine . . . . 5 gros (20 grammes).
Cochenille. . . . . 1 once 1/2 (46 gram.).
Huile essentielle de menthe anglaise 4 gros (16 grammes).
— de cannelle. . . . . 3 gros (12 grammes).
— de néroli. . . . . . 2 gros (8 grammes).
Esprit d'ambre musqué et rosé. . . 1 gros (4 grammes).

Réduisez séparément en poudre impalpable ces diverses substances; porphyrisez la crème de tartre avec la cochenille, afin d'en aviver la couleur; versez ensuite les essences dans un autre vase avec la magnésie; et quand elle les aura absorbées, mélangez-la avec la première poudre, et passez le tout à un tamis très-fin.

Poudre détersive et tonique.

Porphyrisez à l'eau :

Charbon de bois blanc	8 onces (250 grammes).
Quinquina	4 onces (125 grammes).
Sucre blanc	8 onces (250 grammes).
Huile essentielle de menthe	4 gros (16 grammes).
— de cannelle	2 gros (8 grammes).
Esprit d'ambre musqué et rosé	1/2 gros (2 grammes).

Réduisez en poudre impalpable et mélangez.

Poudre détersive revenant à un prix très-modique.

Corail *Lévigé*	} āā 1/2 kilog.
Os de sèches, *id.*	}
Crème de tartre	200 grammes.
Cochenille commune, ou laque carminée	30 grammes.
Huile essentielle de menthe	8 grammes.

Mêlez et tenez bien bouché.

Autre poudre détersive.

Terre sigillée préparée . . . . }
Magnésie . . . . } āā 1/2 kilog.
Sous-tartrate acidulé de potasse. . . . . 50 grammes.
Extrait de benjoin. . . . . }
Huile essentielle de citron. . . . . } āā 15 gram.

Mélez bien, et tenez bien bouché.

TABLE DES MATIÈRES.

9 782019 255930